HYGIÈNE DE LA VUE

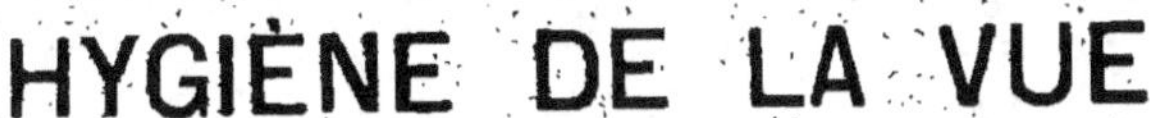

CONSEILS

AUX

PRESBYTES

PAR

Le Docteur CLAPARÈDE (O ✽)

Médecin spécialiste pour les Maladies des Yeux.

PRIX : 1 FRANC

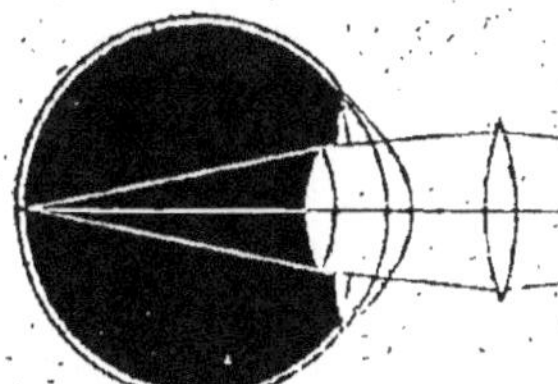

PARIS

CHEZ TOUS LES LIBRAIRES

HYGIÈNE DE LA VUE

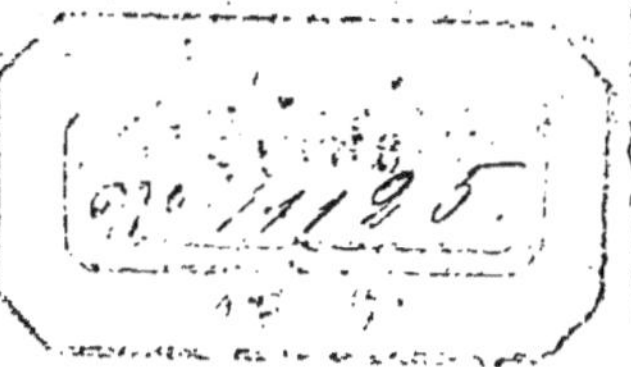

CONSEILS

AUX

PRESBYTES

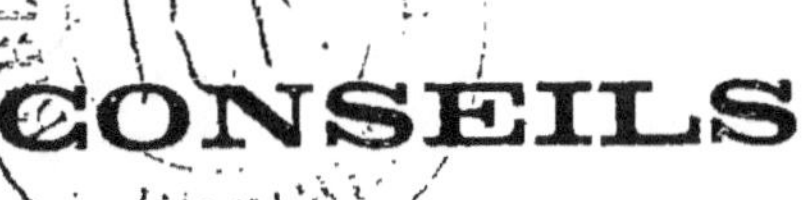

PAR

LE DOCTEUR CLAPARÈDE (O✳)

Médecin spécialiste pour les Maladies
des Yeux.

—

PRIX : 1 FRANC

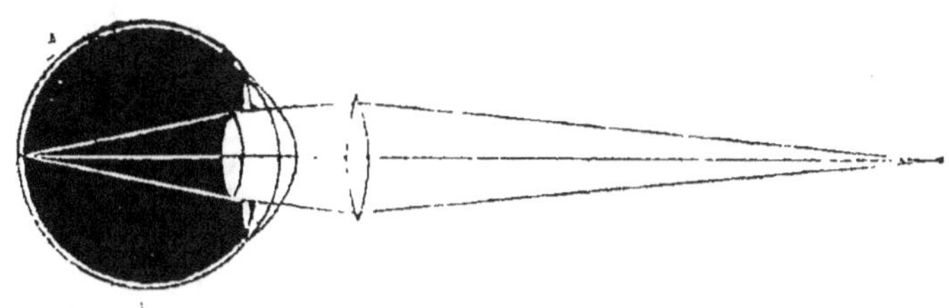

PARIS

—

CHEZ TOUS LES LIBRAIRES

TITRE

DES

Diverses publications du Dr Claparède

SUR LES

MALADIES DES YEUX

La Cataracte. — Des derniers perfectionnements apportés au traitement de cette maladie.

De l'Ophthalmie purulente chez le nouveau-né.

De la Myopie acquise dans l'école.

Des diverses inflammations de l'œil.

Tableaux synoptiques de la Presbyopie à tous les âges. — Des lentilles métriques correctrices de cette insuffisance sénile de l'accommodation chez l'emmétrope et l'amétrope.

Étude sur le Strabisme (*regard louche*).

ŒIL — VISION

Le globe oculaire, organe de la vue, est un appareil destiné à recueillir sur un écran l'image parfaite des objets qui nous entourent.

Conformation générale de l'œil. — Dans son ensemble, ainsi que l'indique la figure 1, l'œil est con-

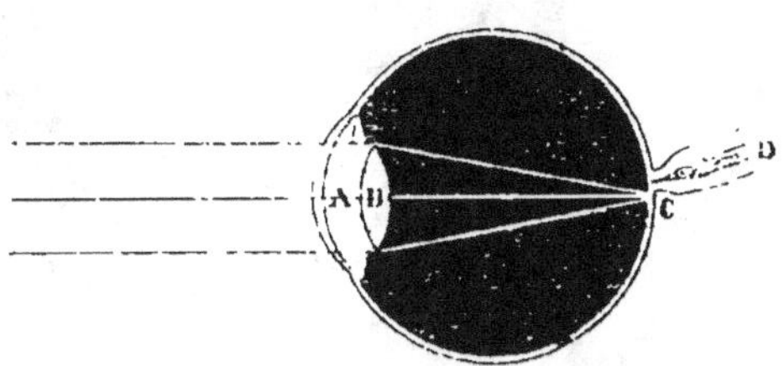

Fig. 1.

stitué par une chambre noire, sphéroïdale, percée d'un trou A (*pupille*) laissant passer les rayons lumineux. Ces rayons, après avoir traversé la lentille bi-convexe B (*cristallin*), vont se concentrer sur l'écran C (*rétine*).

membrane sur laquelle se trouve ainsi fidèlement re-
produit, en petite dimension, l'objet regardé.

Le cordon D (*nerf optique*) est le trait-d'union re-
liant le globe oculaire au cerveau. C'est par l'interme-
diaire de cet agent conducteur que le « moi » a con-
science de tout ce qui vient se peindre sur la rétine.

La figure 2 représente le fond de l'œil vu à l'ophthalmoscope.

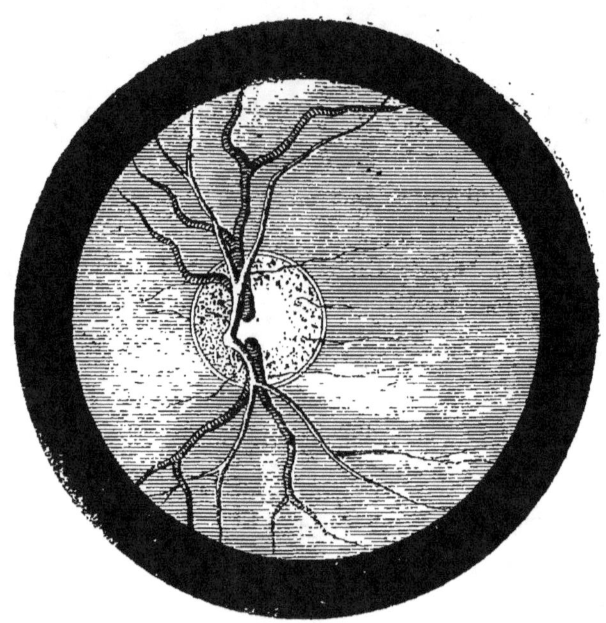

Fig. 2.

Théorie de la vision. — Revenons au cristallin.
De toutes les pièces composant l'œil, celle-ci, dans
le sujet qui nous occupe, mérite plus particulièrement

de fixer notre attention, puisque la presbyopie (1) est constituée par une faiblesse fonctionnelle de cette lentille. Étant donnée sa double convexité, ainsi que sa transparence, il est facile d'en déduire le rôle : grâce à elle, tous les rayons émanés des deux étoiles A et B (fig. 3) viennent converger en deux groupes distincts,

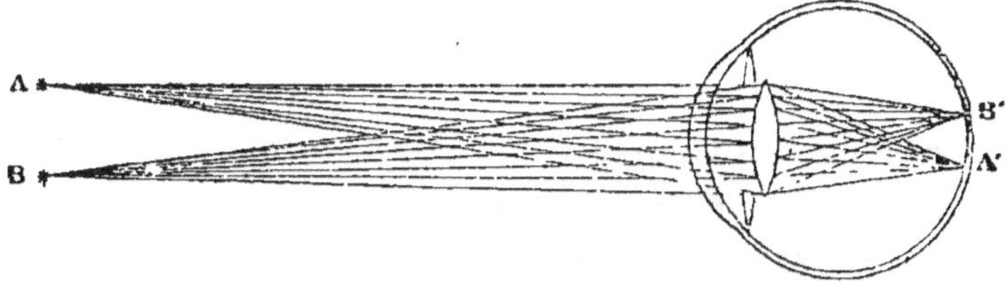

Fig. 3.

l'un en A', l'autre en B', au lieu de se trouver à peu près confondus comme nous les voyons dans la figure 4 (2).

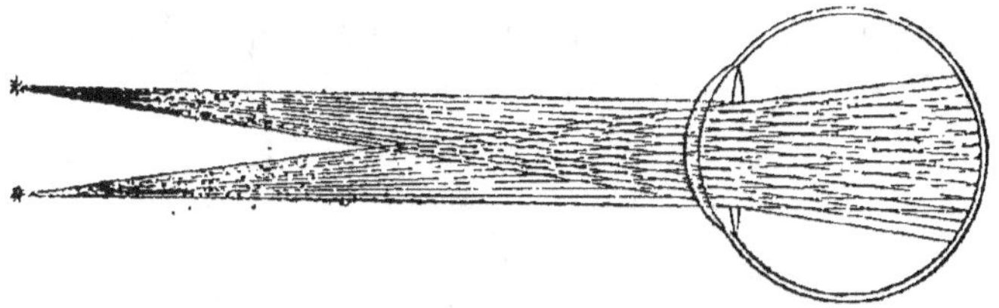

Fig. 4.

(1) Presbyopie, en grec : *presbus*, vieillard ; *ops*, vue. Ce terme est préférable à celui de *presbytie*, lequel indique seulement un vice de l'organisation constaté chez les vieillards, sans désigner le point du corps sur lequel il réside.

(2) Pour simplifier la démonstration nous faisons abstraction de la réfrangibilité propre aux autres milieux de l'œil.

Supposons la flamme d'une bougie placée en **A** (fig. 5) et envoyant vers une lentille **L**, bi-convexe,

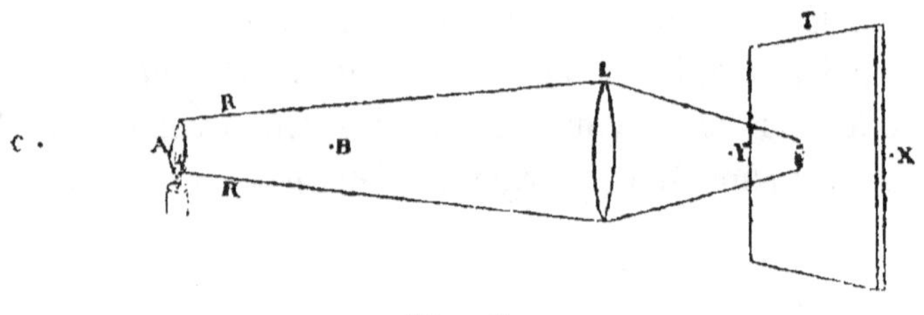

Fig. 5.

les rayons R R, lesquels, après réfraction, viendraient faire exactement foyer sur un tableau T ; ce qui revient à dire que la flamme serait parfaitement vue et reconnue sur ce tableau. Qu'adviendrait-il si le point lumineux avançait vers la lentillle, et venait en B, par exemple, ou, au contraire, s'en éloignait et venait en C ? Il est démontré physiquement que, dans le premier cas, le foyer serait déplacé en arrière, en X, et que, au lieu d'avoir sur l'écran une image nette de la flamme, nous n'aurions plus qu'un disque éclairé ne rappelant que vaguement l'objet lumineux. Dans le second cas, le foyer serait reporté en avant, en Y, et l'image vue sur le tableau serait aussi confuse que dans l'expérience précédente.

Ceci compris, par quel artifice nous sera-t-il permis de déplacer le corps lumineux, tout en conservant sur le tableau une image nette de la flamme ? En théorie, pour atteindre ce but, nous avons deux moyens fort différents l'un de l'autre : ou bien il faudra éloigner et rapprocher tour à tour l'écran de la lentille (ou la lentille de l'écran), ou bien encore, maintenant rigoureusement ces deux objets à la même distance, nous devrons faire varier le rayon de courbure de la lentille, en d'autres termes, remplacer celle-ci par une autre plus faible ou plus forte, d'une réfringence moindre ou plus considérable.

Dans l'œil, c'est à l'aide du second artifice (surtout) que la vision distincte est assurée.

Accommodation. — Si, après avoir vu nettement une étoile, nous portons nos regards sur un livre placé à trente-trois centimètres, par exemple, et si nous pouvons presque instantanément en lire les caractères imprimés, nous le devons à cette circonstance que le cristallin a immédiatement changé son rayon de courbure. Quand nous regardions au loin, il était comme nous le voyons figure 6. — Au moment de la lecture, il a pris la forme indiquée figure 7. Sa réfringence, égale tantôt à une lentille $\frac{1}{4}$, c'est-à-dire de quatre pouces de foyer, est égale maintenant à une lentille $\frac{1}{3}$, c'est-à-dire $\frac{1}{4}$ plus $\frac{1}{12}$ (douze pouces représentant assez bien trente-trois centimètres).

Fig. 6. Fig. 7.

C'est à ce phénomène que l'on donne le nom d'*accommodation.*

L'organe principal qui agit sur la lentille pour la modifier de la sorte, selon l'opportunité du moment, est le *muscle ciliaire*, petit appareil charnu régnant autour du cristallin.

Il suffit d'instiller, entre les deux paupières, quelques gouttes d'une solution d'atropine pour paralyser ce muscle pendant quelques jours.

L'ésérine, au contraire, en augmente rapidement la contractibilité.

CONSEILS AUX PRESBYTES

La presbyopie consiste dans une insuffisance sénile de l'accommodation.

Au début de la vie, le cristallin tend à augmenter de densité et à se prêter moins bien aux efforts du muscle ciliaire, ce qui revient à affirmer que, rigoureusement, la presbyopie commence dès nos premières années.

Plus on est jeune, plus il est facile de voir nettement à une distance rapprochée de l'œil.

Plus on avance dans l'âge, plus, au contraire, la distance du point le plus rapproché de la vision distincte (*punctum proximum*) se trouve éloigné.

Tant que ce défaut de courbure du cristallin rend seulement difficile la vision des objets placés à six, huit, dix ou même vingt centimètres, l'on ne s'en aperçoit que peu, car il est rare que, pour les besoins ordinaires de la vie, la vue ait à s'exercer en deçà de cette limite. Mais aussitôt que les objets de petite dimension ne peuvent être étudiés par la raison que la

vision n'est possible qu'au delà de vingt-deux centimètres, on est convenu de dire qu'il y a presbyopie.

C'est entre quarante et cinquante ans que, presque
toujours, ce phénomène se réalise.

Les sujets qui en sont atteints depuis quelque temps
et hésitent encore à se servir de lunettes, se plaignent,
surtout le soir, de voir la coloration blanche du papier
envahir le texte typographique, les lettres du livre de-
venir grises et se confondre les unes dans les autres.
Tous les travaux fins, délicats, sont difficiles à exécuter,
disent-ils, quelle que soit l'intensité de l'éclairage.
Enfin, un labeur soutenu devient fatigant, impossible.

La vue au loin n'est nullement modifiée.

En résumé, toute la théorie de la presbyopie et du
moyen de la corriger, à l'aide de verres bi-convexes,
ainsi que nous le verrons tout à l'heure, réside dans
les deux faits que nous indiquons figures 8 et 9.

La figure 8 montre comment l'objet est vu de près

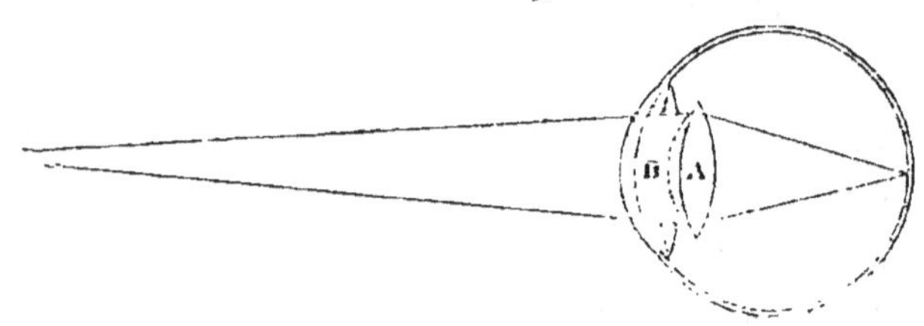

Fig. 8.

pendant toute la période de la vie où les organes sont
en pleine puissance de leur propriété physiologique.
Ici, la face antérieure du cristallin peut aller sponta-
nément de A en B, donc cette lentille peut modifier

et accroître sa courbure selon le rapprochement de l'objet regardé, circonstance indispensable pour que l'image de cet objet vienne se peindre exactement sur la rétine.

Dans la figure 9, au contraire, le cristallin ne pou-

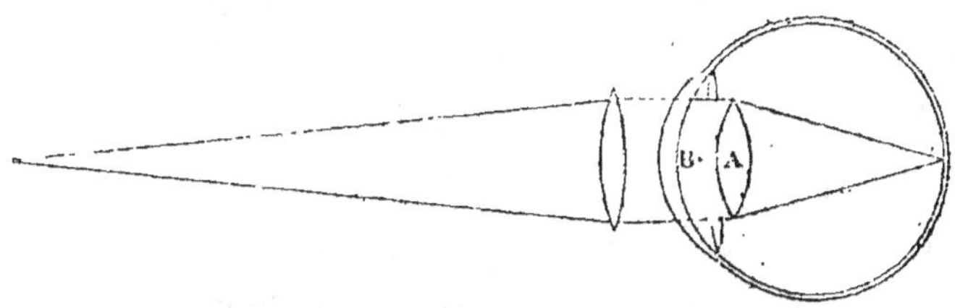

Fig. 9.

vant plus s'étendre de A en B, le patient est obligé de suppléer à cette insuffisance fonctionnelle par l'usage d'un verre bi-convexe placé au-devant de l'œil.

Nous ne terminerons pas ce court exposé de l'insuffisance sénile de l'accommodation sans faire remarquer que le cristallin est quelquefois paresseux pour d'autres raisons que pour cause de vieillesse. Ici, tout comme dans un cas de véritable presbyopie, il n'est pas rare d'entendre le malade se plaindre seulement de ne pouvoir distinguer les objets rapprochés.

Cette *paralysie de l'accommodation* ou *asthénopie accommodative* étant plus ou moins complète et grave, selon la cause qui la tient sous sa dépendance, il est utile d'aller immédiatement à la recherche de cette dernière.

Ne citons que pour mémoire celle qui est due à la belladone et à l'atropine, puisqu'il suffit de suspendre l'usage de ces médicaments pour voir l'effet cesser aussitôt.

Dans les *convalescences pénibles*, alors que tous les organes de la vie de relation sont affaiblis et tardent à reprendre leur vigueur première, il est assez commun de constater cette altération de la fonction visuelle.

Les *excès alcooliques*, l'*abus du tabac* y disposent beaucoup.

Le *rhumatisme* en est quelquefois la cause, ce qui ne doit pas surpendre, puisque cette affection atteint surtout les muscles. Or, nous l'avons dit, le muscle ciliaire régit l'accommodation.

La *syphilis* n'est pas sans jouer un certain rôle dans quelques-unes de ces paralysies.

La *diphthérie* (angine couenneuse, croup, etc...) laisse très souvent après elle la maladie dont nous parlons.

Enfin, de toutes les affections générales pouvant donner lieu à ce symptôme, il n'en est pas de plus graves que celles qui siégent dans les centres nerveux, *ramollissement cérébral, maladies de la moelle*. C'est ici, surtout, qu'il faut se hâter de prendre en sérieuse considération ce premier avertissement, car la vie du malade court les plus grands dangers.

Le *glaucome* et l'*ophthalmie sympathique*, quoique entièrement localisés dans le globe oculaire, sont cependant des maladies excessivement sérieuses, puisqu'elles entraînent la perte de la vue dans un très court délai si l'on n'oppose immédiatement la médication qui leur convient. L'une et l'autre se traduisent, dès le début, par une faiblesse de l'accommodation rendant difficile la lecture.

Règle générale : Toutes les fois que la presbyopie se développe en dehors des conditions normales, ou bien encore change d'allure, il est prudent de s'en inquiéter et d'aviser au plus tôt.

DU CHOIX DU NUMÉRO DES VERRES.

La presbyopie nous étant connue dans son siége et dans sa cause, nous devons, maintenant, rechercher et appliquer le procédé à l'aide duquel on peut la corriger exactement.

Il n'est pas deux moyens pour atteindre ce but. Depuis le commencement du XIV° siècle, depuis la découverte immortelle du Florentin Salvino Armati, l'usage des verres bi-convexes est le seul traitement palliatif à opposer à cette altération de la fonction visuelle. Il ne reste donc plus qu'à trouver le numéro du verre neutralisant *mathématiquement* l'insuffisance d'accommodation de chaque personne.

Mais il ne faut pas oublier que le point le plus rapproché de la vision distincte se trouvant, avec l'âge, de plus en plus éloigné, le numéro trouvé et prescrit ne sera utile que pour un temps limité. L'expérience prouve que, de quarante-cinq à soixante-quinze ans, il faut changer de verres seize à dix-sept fois, c'est-à-dire environ tous les deux ans, si l'on veut avoir des lunettes parfaitement conformes à l'état des yeux.

Quand on est en face d'un presbyte, il faut d'abord rechercher dans quel groupe *chacun des deux yeux* est classé au seul point de vue de la réfraction.

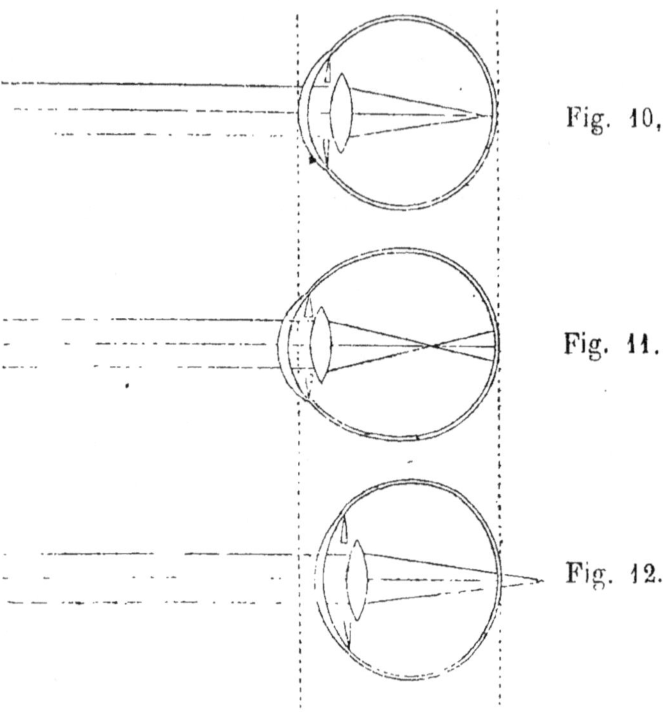

Fig. 10,

Fig. 11.

Fig. 12.

1° Les yeux sont-ils bien construits, en bonne mesure (*emmétropie*), c'est-à-dire ni trop longs ni trop courts d'avant en arrière? (Fig. 10.)

2° Y a-t-il *myopie* ou dimension trop longue de l'œil d'avant en arrière ? (Fig. 11.)

3° Y a-t-il *hypermétropie* ou dimension trop courte dans le même sens ? (Fig. 12.)

Nous aurions pu ajouter un quatrième groupe pour *l'astigmate*, pour le sujet dont les méridiens de la cornée transparente ne sont pas tous engendrés par un même rayon, mais ce serait dépasser, croyons-nous, le but de cette petite conférence que d'aborder, même sommairement, cette partie de l'optique humaine. Quoiqu'il en soit, disons en passant que lorsque les verres sphériques ne satisfont pas entièrement le sujet, il est de règle de rechercher aussitôt si la cause n'en serait pas dans le vice dont il est question ici, circonstance qui nécessiterait l'emploi de verres sphériques combinés avec des verres cylindriques.

Ce premier point, consistant à rechercher quelle est la construction physique de l'œil, est très important dans la pratique, si important que, lorsqu'on oublie d'en tenir compte, il est absolument impossible d'indiquer le numéro du verre corrigeant exactement la presbyopie.

Pour résoudre ce problème il faut placer, loin du sujet, à une distance de quatre à six mètres cinquante, selon l'espace dont on dispose, un tableau sur lequel sont imprimées des lettres de différentes dimensions, ou mieux encore des fragments de damier ordinaire, dont les carrés, alternativement blancs et noirs, ont, sur chacun de leur côté, une dimension variant entre un centimètre et un millimètre et demi. Nous dirons tout à l'heure pourquoi ces dessins sont préférables aux lettres typographiques.

Supposons le cas où la salle, dans laquelle on opère, permette l'épreuve à six mètres cinquante. Dans cette espèce, il faut montrer un groupe de petits carrés ayant deux millimètres sur les côtés, et demander combien il y a de carrés dans ce groupe.

Si la personne interrogée n'accuse pas le nombre exact, on doit en attribuer la cause soit à une maladie de l'œil altérant l'acuité visuelle, soit à une mauvaise conformation de cet organe. Pour trouver la solution présentez-lui tour à tour des verres bi-convexes et bi-concaves. Si, à l'aide de ces derniers, vous parvenez à rendre la vision parfaite, il est certain que vous êtes en face d'un sujet myope dont il restera à déterminer rigoureusement le degré de la myopie. Si les verres bi-convexes ont été utiles pour compter les carrés, c'est que l'œil est hypermétrope, et, on peut l'affirmer, fortement atteint de ce vice de réfraction puisque les efforts d'accommodation ne parviennent pas à le corriger, même à distance. Enfin, si, après avoir essayé de tous les verres, la vue, améliorée ou non, est encore trop faible pour permettre la perception des mêmes dessins imprimés, c'est que l'œil est très faible, sinon malade. Et, alors, le médecin devra rechercher, en usant des moyens précis d'investigation dont on dispose aujourd'hui, quel est celui des deux termes qu'il convient d'appliquer, et trouver le chiffre mesurant exactement la diminution de la vue. Soit, par exemple, un malade dont la vue a baissé des six septièmes, voici comment on doit exprimer ce fait : $V = \dfrac{1}{7}$.

Reprenons la même expérience et admettons que le

sujet, placé en face du tableau, déclare voir avec précision les petits carrés. La conclusion à tirer est que, d'abord, il y a bonne acuité de vue. En outre, vous pouvez assurer que l'œil est *emmétrope*, bien conformé, ou *hypermétrope faible*, c'est-à-dire un peu trop court. L'expérience servant à élucider cette seconde partie du problème est très simple : prenez un verre légèrement bi-convexe, et après l'avoir placé devant l'œil, demandez si la vue est troublée ou non. S'il y a trouble, confusion, il faut en déduire que l'œil ne laisse rien à désirer en tant que réfraction. Si, au contraire, la vision est toute aussi bonne il y a hypermétropie.

Il ne reste plus, dans ce dernier cas, qu'à déterminer le numéro de ce vice de réfraction par voie scientifique.

Retenons, en passant, que le fait de voir parfaitement à distance n'exclut pas le fait d'avoir les yeux mal conformés.

Ce n'est pas sans motifs que, tout à l'heure, nous avons donné la préférence aux carrés de damier sur les lettres majuscules dont on se sert ordinairement pour apprécier les faits sur lesquels nous venons d'appeler l'attention. En théorie, le sens de la vue est déclaré fonctionner normalement quand nous pouvons apprécier exactement la forme d'un objet dont l'image cependant mesure à peine, sur la rétine, cinq millièmes de millimètre. Mais, il est admis que pour apprécier exactement une image de dimension aussi faible, il est indispensable de l'isoler. Déjà, il y aurait là une raison pour préférer le dessin dont nous avons parlé, et où chaque point noir est à peu près isolé dans une zone blanche (sur le tableau dont nous nous servons, tous les jours, les carrés noirs sont entièrement distincts les uns des autres), mais ce qui établit surtout la supériorité de celui-ci sur la lettre, c'est que cette dernière « se laisse deviner », ce qui diminue singulièrement l'importance du renseignement fourni. On est surpris de voir, en pratique, combien il est relativement difficile de déclarer qu'un groupe contient, par exemple, quatre ou cinq carrés, alors cependant qu'une lettre, forme bâton, dont les jambages ont en largeur une dimension égale à ces petits dessins, est épelée aussitôt que regardée.

Pour résoudre cette première et importante question de la conformation générale des yeux, il est d'autres procédés, notamment celui qui consiste à faire lire sur un livre imprimé avec des caractères mesurant seulement un dixième de millimètre, à l'aide d'un verre bi-convexe de six pouces de foyer. Quand le sujet a trouvé le point où, sans effort aucun, il voit le mieux, on relève exactement la distance qui sépare le livre de la lunette, et, alors, si la distance est de six pouces, si le texte est exactement au foyer du verre, on dit qu'il y a emmétropie. Quand la distance est moindre, il y a myopie. Enfin, si la distance est plus grande que celle indiquée, c'est que le sujet est atteint d'hypermétropie. Ces trois conclusions reposent sur des faits faciles à comprendre : il est certain que dans le premier cas les rayons émanés des lettres placées au foyer sortent parallèles de l'autre côte de la lentille, et entrent avec cette direction dans l'œil. Or, nous le savons, quand un objet, envoyant dans l'œil des rayons parallèles, forme une image parfaite sur la rétine, c'est que l'œil est bien conformé. Dans la seconde hypothèse, les lettres ne sont lues que lorsqu'elles sont placées de façon à envoyer des rayons divergents dans l'œil, preuve que l'œil est myope. Enfin, dans la troisième supposition, il n'est pas douteux que les lettres placées au delà du foyer doivent envoyer des rayons dans une direction telle que, sortis de la lentille, ils tendront à se rencontrer. Quand un œil voit l'objet dans ces conditions, c'est qu'il est hypermétrope.

Enfin, à l'aide de l'ophthalmoscope, on peut également trouver la solution de tous ces problèmes. Ce mode d'investigation est même le seul à employer dans quelques cas, alors, par exemple, qu'on a intérêt à connaître la conformation de l'œil d'un enfant trop jeune pour se prêter aux expériences indiquées.

Premier groupe. — *Presbyopie dans un œil de construction bonne.* Pour procéder avec méthode, il faut aller à la recherche de l'amplitude d'accommodation du sujet, la contrôler dans chacun des deux yeux. Celle-ci, connue et déterminée par un chiffre exact, il suffira, tenant compte de ce premier élément de la question, de trouver une lentille bi-convexe de réfringence telle que le défaut d'amplitude soit ramené à une amplitude plus forte et mesurée par $\frac{1}{8}$.

$$\frac{1}{A} \text{ égale } \frac{1}{P} \text{ moins } \frac{1}{R}.$$

Cette formule signifie que pour trouver l'amplitude d'accommodation $\left(\frac{1}{A}\right)$, nous devons retrancher le chiffre mesurant le point le plus rapproché de la vision distincte $\left(\frac{1}{P} \textit{ punctum proximum}\right)$ du chiffre mesurant le point le plus éloigné $\left(\frac{1}{R} \textit{ punctum remotum}\right)$.

Quand on voit nettement les objets éloignés, et c'est ici le cas, $\frac{1}{R}$ est sensé à l'infini.

Prenons un exemple :

Le sujet fixant son attention sur certains objets, et plus particulièrement sur des lettres placées à diverses distances, nous constatons que sa vision distincte est à soixante-six centimètres, soit 24 pouces.

La conclusion à tirer est que l'amplitude d'accommodation égale $\frac{1}{24}$, puisque $\frac{1}{R}$, étant chez lui placé à l'infini, constitue une valeur que nous pouvons négliger. Or, l'amplitude accommodative du sujet étant représentée par une lentille $\frac{1}{24}$, ce sera $\frac{1}{12}$ qu'il faudra lui (1) donner, puisque $\frac{1}{8}$ moins $\frac{1}{12}$ égale $\frac{1}{24}$. Et c'est

(1) Ces numéros indiquent la longueur du foyer des lentilles, exprimée en pouces. Ce sont là les numéros courants et que nous devions accepter ici pour cette raison. Dans un mémoire écrit plus particulièrement pour nos

ainsi que le sujet avec un verre de ce numéro distinguera très nettement, sans fatigue, jusqu'à vingt-deux centimètres des yeux, quand il mettra en jeu toute l'accommodation dont il dispose. Donc ce même sujet pourra lire aussi à vingt-cinq, trente centimètres, en laissant au repos une très faible partie de son accommodation.

Il est regrettable que cette méthode, la seule rigoureusement bonne, puisqu'elle repose sur des faits physiques et sur des calculs, se rapportant à telle personne et non à telle autre, ne soit pas plus connue.

Le choix du texte d'imprimerie destiné à l'essai dont nous parlons n'est nullement indifférent. Pour des raisons d'acuité visuelle, acuité qui va baissant avec les années, il est bon d'expérimenter sur des caractères typographiques mesurant un millimètre et quart de hauteur jusqu'à soixante ans, sur des caractères de un millimètre et demi entre soixante et soixante-dix ans, et sur des lettres de un millimètre trois quarts après cet âge.

Enfin, les exigences professionnelles doivent être tenues en considération sérieuse. Il est évident que le graveur, par exemple, ne peut pas se contenter de verres suffisants pour l'ouvrier qui manie la navette.

confrères MM. les docteurs en médecine (*Tableaux synoptiques de la Presbyopie à tous les âges; Des lentilles métriques correctrices de cette insuffisance sénile de l'accommodation chez l'emmétrope et l'amétrope.* Paris; Delahaye, libraire-éditeur, place de l'École-de-Médecine), nous avons pris pour unité de réfraction la *dioptrie*, ce qui nous a permis d'employer dans nos calculs le système métrique décimal.

On le voit, il faut toujours en revenir à la méthode indiquée plus haut pour obtenir le chiffre de la correction parfaite. Ainsi, par exemple, prenant le cas signalé tout à l'heure, si l'on veut que le sujet puisse voir à six pouces, il suffira de retrancher $\frac{1}{24}$ de $\frac{1}{6}$. Le résultat obtenu $\left(\frac{1}{8}\right)$ indiquera le numéro de la lentillle. En effet, $\frac{1}{6}$ moins $\frac{1}{24}$ égale $\frac{1}{8}$.

Deuxième groupe. — *Presbyopie chez le myope.* Toute personne obligée de se servir d'un verre bi-concave pour voir les objets placés à l'horizon est atteinte du vice de réfraction connu sous le nom de myopie : dans ce cas, l'œil est trop long d'avant en arrière. Cette myopie est mesurée par le verre indispensable pour distinguer nettement les objets éloignés.

Supposons que le verre bi-concave de la figure 13

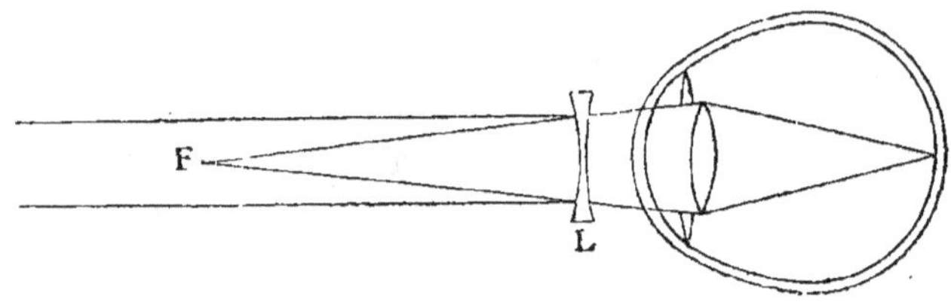

Fig. 13.

ait son foyer à 8 pouces, et que ce verre ait été indiqué au sujet comme étant celui qui corrigeait rigoureusement le vice dont nous parlons. En examinant cette figure, on voit que les rayons parallèles venant d'un objet situé au loin doivent, mathématiquement, se réfléchir et se concentrer au foyer F. Voilà comment l'œil placé derrière la lentille L réalise sur la rétine une image nette de l'objet, tout comme si cet objet était placé en F.

De ce fait on peut tirer plusieurs conclusions :

1° Si vous retranchez la lentille L, et que l'objet éloigné soit transporté en F, le sujet le distinguera parfaitement bien, *sans aucun effort d'accommodation.*

2° Un œil myope, à ce degré, n'aura jamais à se servir pour lire d'un verre de presbyte (bi-convexe), puisque, *sans accommodation aucune*, il voit parfaitement tout ce qui est exactement placé à huit pouces.

3° Tout sujet, dont la myopie est supérieure à celle dont nous venons de parler, est organisé également pour ne retirer aucun bénéfice de l'usage des verres bi-convexes, si ce n'est toutefois des verres à foyers très-courts (loupes) et destinés à grossir l'image.

4° Toute personne atteinte de myopie plus faible que celle mesurée par une lentille de huit pouces de foyer devra tôt ou tard, pour certains travaux (lecture, écriture, broderie, etc...), recourir aux verres de presbyte.

La méthode scientifique que nous avons donnée tout à l'heure est encore celle qu'il convient d'appliquer pour trouver le numéro de la lentille mesurant exactement la presbyopie de tel myope.

Prenons un exemple : Le sujet est myope $\frac{1}{24}$; de plus, *quand il porte ses lunettes* (et alors ses yeux sont dans les conditions du sujet emmétrope), la vision ne s'étend pas au delà de vingt pouces.

Comment trouver le numéro de la lentille bi-convexe qui lui conviendra le mieux pour travailler sur des ouvrages placés à huit pouces ?

Il est évident que la lentille qui ramènerait le point distinct à huit pouces serait celle qui résulterait de la soustraction $\frac{1}{8}$ moins $\frac{1}{20}$, soit $\frac{1}{14}$, mais comme le sujet n'est pas tenu de porter sur le nez des verres bi-convexes et des verres bi-concaves, l'un devant l'autre et se neutralisant en partie réciproquement, on doit annihiler et retrancher ces deux valeurs du total $\frac{1}{14}$, ce qui donne le chiffre $\frac{1}{30}$.

Il faut donc prescrire des verres bi-convexes du numéro 30.

Quand on a acquis une certaine expérience, il est possible, en connaissant l'âge du sujet et le numéro de la myopie, de résoudre, mais *seulement approximativement*, le problème en question.

Supposons un sujet de soixante-trois ans, ayant une myopie 24. Quel verre pourrons-nous lui faire essayer ?

S'il avait les yeux bien conformés, nous lui présenterions le numéro 14 ; mais il est myope 24, et, pour cette raison, il faut retrancher cette valeur de a première,

$$\frac{1}{14} \text{ moins } \frac{1}{24} \text{ égale } \frac{1}{36},$$

et lui placer devant les yeux des verres bi-convexes du numéro 36.

Troisième groupe. — *Presbyopie chez l'hypermétrope*. Le vice de réfraction de l'œil connu sous le nom d'hypermétropie est constitué par une insuffisance du diamètre antéro-postérieur.

La figure que nous donnons ici montre que dans un

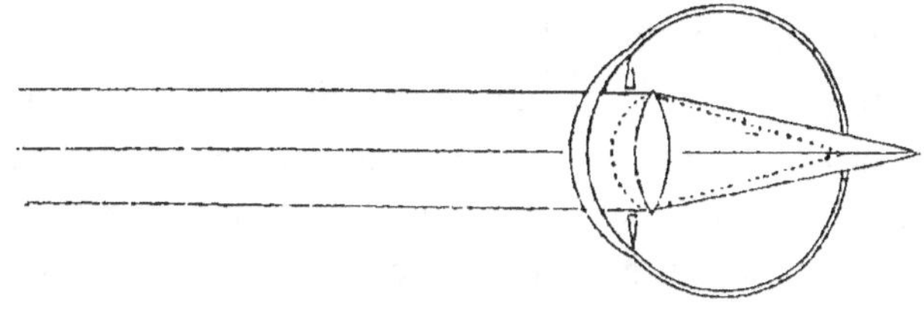

œil organisé de la sorte aucune image ne peut se former sur la rétine sans un certain effort d'accommodation. En effet, prenons le cas le plus favorable, celui où l'objet regardé est situé à une distance si grande que les rayons qui en émanent arrivent presque parallèles dans l'œil. Même alors, ces rayons, si l'œil est au repos, iront converger sur un point situé en arrière du globe oculaire. Pour que la convergence des rayons et, en conséquence, la réalisation d'une image nette ait lieu sur la rétine, il faut que le cristallin augmente ses courbures ainsi que le montre notre dessin.

A plus forte raison, on le conçoit, l'œil devra-t-il faire des efforts soutenus pour la vision de près. Ainsi s'explique, chez tout sujet atteint de ce défaut de réfraction, la nécessité de recourir, jeune encore, à l'usage des verres bi-convexes.

Le point essentiel, ici, est de faire déterminer mathématiquement le numéro de l'hypermétropie, afin de ne jamais porter des verres qui ne seraient pas exactement appropriés à l'état de la vue.

Ces verres bi-convexes étant posés au-devant des yeux, la méthode indiquée pour aller à la recherche des lentilles nécessaires pour la vision de près (8 pouces) est celle déjà décrite.

Prenons un exemple :

Supposons que la personne, aidée du verre 24, corrigeant exactement son hypermétropie, ne puisse voir nettement en deçà de trente-six pouces. Dans cette situation, c'est-à-dire le vice de réfraction naturel à l'œil étant annihilé, on peut considérer le sujet comme emmétrope, il suffit alors de retrancher $\dfrac{1}{36}$ de $\dfrac{1}{8}$ pour que nous ayons le numéro nécessaire pour voir distinctement à 8 pouces.

$$\frac{1}{8} \text{ moins } \frac{1}{36} \text{ égale } \frac{1}{10}.$$

Or, ce sujet est hypermétrope 24, nous l'avons dit, donc il faudra lui donner pour la vue de près le numéro 7. En effet, $\dfrac{1}{10}$ plus $\dfrac{1}{24}$ égale $\dfrac{1}{7}$.

Ici encore, l'habitude de traiter ces questions permet,

en connaissant l'âge du sujet et le numéro de l'hypermétropie, de résoudre approximativement le problème. Admettons le cas d'une personne de cinquante-quatre ans dont l'hypermétropie serait mesurée par une lentille biconvexe de 14 pouces de foyer :

A cet âge, le numéro corrigeant la presbyopie est 24, le plus souvent.

Pour avoir le numéro mesurant à la fois, probablement, et la presbyopie et l'hypermétropie, il suffira d'additionner ces deux fractions,

$$\frac{1}{24} \text{ plus } \frac{1}{14} \text{ égale } \frac{1}{9}.$$

C'est donc le numéro 9 qu'il faudra, d'abord, faire essayer.

Conseils complémentaires sur les Verres.

Trois faits principaux dominent ce que nous venons de dire :

1° *Le même verre ne peut convenir pour toutes les personnes du même âge, puisque, d'un sujet à l'autre, la construction de l'œil est susceptible des plus grandes variations (emmétropie, myopie, hypermétropie).*

2° *La presbyopie faisant constamment des progrès, tel verre qui était parfait il y a quelque temps n'est plus en rapport, aujourd'hui, avec l'état des yeux.*

3° *Les verres trop forts ou trop faibles compromettent sûrement la vue.*

En résumé : *Tous les deux ans, il est utile de faire déterminer (scientifiquement) le numéro des verres dont on devra se servir. Cet espace de temps limite, en moyenne, la durée du service d'une même paire de lunettes. Après ce délai, un autre numéro devient indispensable.*

Telle est la règle fondamentale, règle basée sur les connaissances anatomiques et physiologiques de l'œil. En négligeant de s'y soumettre, la vue s'exercera fatalement dans de mauvaises conditions, les yeux se fatigueront pour voir, et, tôt ou tard (ces faits sont malheureusement fréquents), nous aurons à constater soit une diminution progressive de l'acuité visuelle, soit toute autre affection de ces organes.

Sans prétendre affirmer que *la cataracte* (1) soit souvent la conséquence de cette incurie, il nous sera bien permis toutefois de faire remarquer que cette maladie réside *entièrement et seulement* dans le cristallin dont elle trouble la transparence, dans cet organe dont le libre et régulier fonctionnement fait ici l'objet de toute notre préoccupation.

Après avoir déterminé le numéro seul utile, il reste à choisir des verres de bonne qualité et à les adapter sur une monture appropriée au sujet, de façon que le centre géométrique de chaque lentille se trouve en face de la pupille, le regard étant concentré sur un livre tenu à vingt-cinq ou trente centimètres des yeux

(1) *Du traitement de la cataracte*, par le docteur Claparède, in-8° avec planches.

environ. (Il y a indication, assez souvent, à déplacer ce centre d'un certain nombre de millimètres, en dedans ou en dehors, et à convertir ainsi en prisme une portion du verre... Nous voudrions bien insister sur ce point intéressant, mais ce serait sortir du cadre que nous nous sommes tracé.)

Evidemment, cette partie de la question se rapportant à la confection des verres et à la disposition de ceux-ci sur les montures, est laissée à la bonne foi commerciale et plus encore aux connaissances professionnelles de l'opticien. Nous n'avons rien à ajouter, convaincu que, à ce double point de vue, les honorables industriels dont nous parlons sont à la hauteur de la confiance qu'on leur accorde. L'essentiel est de ne pas prendre pour un opticien tel marchand faisant trafic de revendre à vil prix, et sans y rien connaître, des articles de rebut dont l'effet sur les organes de la vision est toujours désastreux.

Comment pourrait-il en être autrement?

Les verres de ces lorgnons ou lunettes, fabriqués avec des matières dont on ne voudrait pas pour des carreaux de vitre, ont été façonnés au bloc par centaines à la fois. Ce n'est pas tout; afin d'aller plus vite, afin de pousser à sa dernière limite le prix de revient et de défier ainsi toute concurrence, au seul point de vue du bon marché, ces verres ont été, littéralement, taillés et montés au hasard, de telle sorte que les deux axes sont quelquefois l'un en A, l'autre en B, au lieu de se trouver en X X, juste en face des deux pupilles.

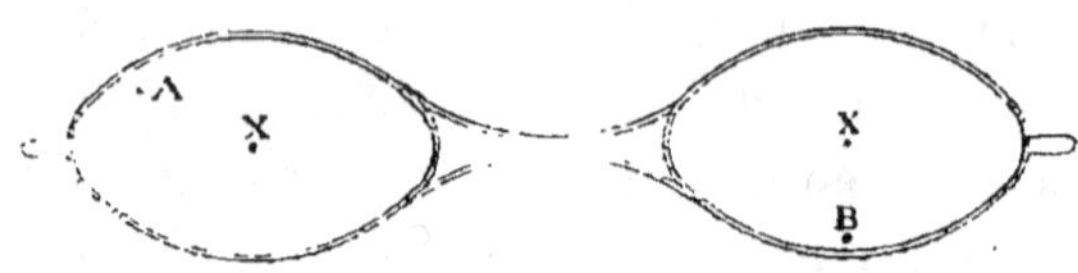

Est-il possible, nous en faisons juge tout le monde, hormis le fabricant, de conserver les yeux en bon état avec de pareils engins de destruction ?

———————

Les conseils que nous venons de donner aux personnes atteintes de presbyopie ne sont pas les seuls à formuler. Afin de ne pas fatiguer l'attention du lecteur, nous résumerons en très peu de mots ce qui nous reste à dire.

***

Dès que les yeux commencent à refuser leurs services pour la vision de près, il est utile, non-seulement de leur fournir le secours des verres dont il a été question jusqu'ici, mais encore de les reposer de temps en temps, si nous les occupons sur des objets rapprochés. En conséquence, ne négligez pas, en lisant ou en écrivant, par exemple, de poser souvent vos lunettes, de fermer les yeux, ou mieux de *regarder au loin, le plus loin possible, dans une direction élevée,* seule méthode pour mettre au repos absolu et les muscles de l'accommodation ainsi que ceux qui font converger les deux yeux sur notre travail (muscles

droits internes, droits inférieurs et grands obliques).
L'habitude de regarder par dessus les lunettes n'est
donc pas mauvaise, puisqu'elle oblige à porter le regard dans la direction que nous indiquons.

Ne vous servez pas de montures destinées à ne rece-
voir qu'un seul verre (monocle). Ces appareils de
fantaisie tendent à mettre les deux yeux en désaccord,
ce qui est préjudiciable.

Notre œil étant organisé pour être impressionné par
la lumière solaire, ce sera là, autant que possible,
l'éclairage à préférer pour l'exécution des travaux fins,
délicats, en prenant toutefois la précaution de se placer loin des rayons directs ou réfléchis par un plan
voisin plus ou moins brillant. La lumière franche et
diffuse, dispensée largement, est la meilleure, surtout
celle qui nous vient d'une exposition au nord, les croi-
sées du cabinet de travail ou de l'atelier s'ouvrant sur
une rue large, sur un terrain vague et étendu ou dans
un jardin.

De tous les éclairages artificiels connus, le moins
préjudiciable aux yeux, encore aujourd'hui, est l'e-
clairage à l'huile à l'aide de la lampe Carcel ou d'une
lampe ordinaire dite modérateur.

L'éclairage au pétrole épuré ou à l'essence minérale est préférable au gaz.

****

Quelle que soit la nature du corps comburant donnant naissance à la flamme, il faut, pour que celle-ci ne blesse pas l'organe de la vision, la rendre immobile en la logeant dans une cheminée vulgairement appelée « verre de lampe ». C'est assez dire que la bougie, dont les services nombreux dans la vie domestique sont assurément incontestables, ne convient nullement pour éclairer un bureau à écrire.

****

Le globe dépoli est fort utile puisqu'il protége le regard contre la violence du foyer. En l'associant à l'abat-jour, simple, uni, pour le travail appliqué, on aura réalisé de la sorte le mode d'éclairage artificiel le moins défavorable à nos yeux usés par l'âge, et partant un peu susceptibles.

****

En principe, afin de ne pas obliger les yeux à faire des efforts pour distinguer ce qu'ils cherchent à voir, ne soyez pas économe de lumière. Cette observation est ici d'autant plus importante que le presbyte ne peut pas, comme le sujet dont l'accommodation est parfaite, rapprocher l'objet pour l'étudier. Telle est la raison pour laquelle, sauf certains cas de maladie, les verres bi-convexes doivent toujours être incolores.

* * *

Les réflecteurs à surfaces brillantes sont détestables.

* * *

Ne placez pas la lumière entre vous et l'objet que vous regardez. Autant que vous le pourrez, tournez le dos à la source lumineuse de telle façon que, vos yeux étant dans l'ombre, l'objet sur lequel vous portez votre attention soit vivement éclairé.

* * *

L'attitude du corps est à surveiller. Les personnes ayant à écrire souvent et longtemps, ou à exécuter tout autre labeur obligeant à fléchir en avant le torse, doivent, au moins en partie, accomplir cette tâche devant un bureau ou un établi élevé. De cette façon, la libre circulation du sang se trouvera assurée dans le tronc, le cou, la tête, et, conséquemment, les yeux seront moins exposés à une congestion passive. Pour la lecture, même prolongée, cette précaution est inutile : on peut rester assis, à la condition toutefois de renverser la poitrine en arrière, le dos étant appuyé contre le dossier du siége, la tête étant tenue à peu près droite sur le cou.

Pour éviter cette même congestion passive, il est bon de ne pas souffrir du froid aux pieds et de tenir le ventre libre.

Chez les personnes âgées principalement, toute dépense nerveuse exagérée, dans l'ordre moral ou dans l'ordre physique, est capable d'amoindrir l'acuité visuelle.

Paris. — Imprimerie KUGELMANN, 12, rue Grange-Batelière.

PARIS. — IMPRIMERIE KUGELMANN

12, rue Grange-Batelière.

www.ingramcontent.com/pod-product-compliance
Lightning Source LLC
LaVergne TN
LVHW012301050726
842524LV00004B/1183